AF466662

DE LA VALEUR

DES

ÉTABLISSEMENTS FERMÉS

DANS LE TRAITEMENT DE LA

PHTISIE PULMONAIRE

COMMUNICATION FAITE AU CONGRÈS DE LA TUBERCULOSE

PAR

Le Docteur H. FRÉMY

PARIS
G. STEINHEIL, ÉDITEUR
2, RUE CASIMIR-DELAVIGNE, 2

1888

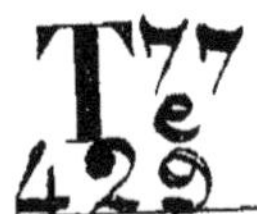

DE LA VALEUR

DES

ÉTABLISSEMENTS FERMÉS

DANS LE TRAITEMENT DE LA

PHTISIE PULMONAIRE

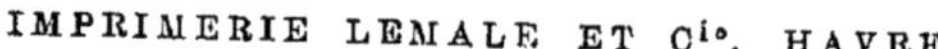

IMPRIMERIE LEMALE ET Cie, HAVRE

DE LA VALEUR

DES

ÉTABLISSEMENTS FERMÉS

DANS LE TRAITEMENT DE LA

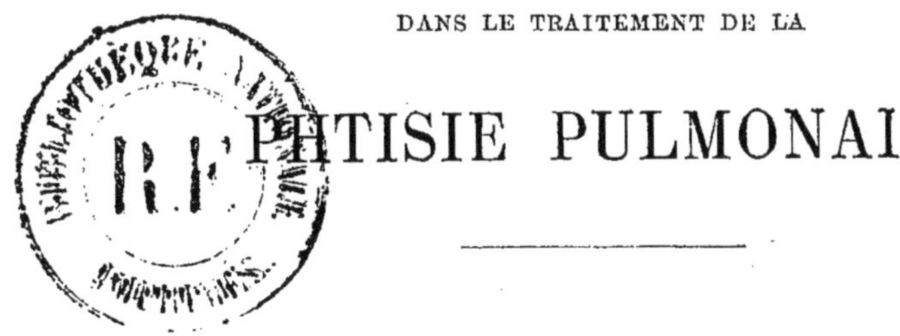

PHTISIE PULMONAIRE

COMMUNICATION FAITE AU CONGRÈS DE LA TUBERCULOSE

PAR

Le Docteur H. FRÉMY

PARIS

G. STEINHEIL, ÉDITEUR

2, RUE CASIMIR-DELAVIGNE, 2

1888

DE LA VALEUR

DES

ÉTABLISSEMENTS FERMÉS

DANS LE TRAITEMENT DE LA

PHTISIE PULMONAIRE

M. le Professeur Bouchard terminait son cours, cette année, en disant :

« La tuberculose, cette maladie qui s'acharne sur l'hu-
« manité, est curable dans le plus grand nombre de cas.

« L'hygiène, le meilleur agent curateur que nous ayions,
« doit primer les autres. Ce n'est pas que les autres soient
« à dédaigner, et tels sont les moyens de la thérapeutique
« antiseptique, mais il faut tenir compte que l'homme se
« guérit lui-même, et il faut venir en aide à l'homme dont
« la pullulation microbienne est retardée. »

Messieurs, je m'empare de cette parole autorisée parce qu'elle est justement l'expression d'un ensemble de moyens servant de base au traitement de la phtisie pulmonaire dans certains établissements allemands, et que comme les résultats que donne cette méthode de cure sont excellents, il serait à désirer que de semblables établissements s'élevassent dans tous les pays.

C'est ce que comprit Brehmer, quand après avoir basé sa doctrine étiologique de la phtisie pulmonaire sur les faits contrôlés par l'anatomie pathologique, il se servit de l'hygiène comme d'une méthode de cure.

Mais avec la foi qu'il avait dans la conception de sa méthode par le séjour au grand air, par une diététique appropriée, joints à l'hydrothérapie, il estimait que pour que ce traitement fût efficace, il fallait qu'il fût rigoureusement suivi, ponctuellement exécuté. Il fallait donc que ses malades fussent soumis à une surveillance continue, incessante, à un contrôle sévère, et il fit ce contrôle partie intégrante de sa méthode. Or comme cette surveillance ne peut avoir lieu que dans un établissement fermé, Brehmer donna l'expression la plus élevée de sa méthode pour la cure de la phtisie dans cette formule : « Établissement fermé, exclusivement réservé aux phtisiques, avec surveillance et soins médicaux constants, situé dans une contrée abritée, jouissant de l'immunité phtisique ».

Comme innovateur, Brehmer devait être en butte à la critique ; et de fait, les attaques ne lui ont pas manqué. A peine avait-il déclaré, en 1854, la curabilité de la phtisie, qu'il était traité de charlatan : c'est lui qui l'écrit.

Le bruit des controverses passionnées que suscitèrent sa théorie morphologique et sa théorie de l'immunité phtisique, l'âpreté de ses discussions attirèrent l'attention presque autant que sa méthode de cure elle-même.

Intolérant pour tout ce qui n'est pas de son opinion, implacable pour tout ce qui s'écarte de sa méthode, inflexible sur les règles qu'il a posées, Brehmer est autoritaire ; et je dirais presque que ses défauts font une partie de sa force.

En effet, que l'on compare Brehmer à Bennet. Bennet eut avant Brehmer, la même conception de traitement hygiénique de la phtisie.

Bennet vivait à une époque où le médecin dominé par la doctrine inflammatoire de Broussais, confirmée par les travaux de Virchow et de son école, saignait le phtisique, lui prescrivait la diète blanche, le confinait dans une chambre chauffée à la température de Madère. Or Bennet phtisique lui-même, se voyait mourir grâce à cette médication ; il secoua le joug, et s'écria : « Ce qu'il faut au phtisique, c'est le grand air, c'est une nourriture fortifiante, c'est l'alcool, c'est l'eau froide ».

Cette doctrine nouvelle attira la foule, et Menton devint célèbre. Mais les malades vivaient libres dans un endroit de cure ouvert, libres surtout de ne pas suivre rigoureusement le traitement, ou de mal en interpréter la formule.

Tandis que Brehmer soutenait de sa main puissante la méthode qu'il créait de son côté et renfermait ses malades, afin que nul ne pût échapper aux prescriptions qui en font un tout indivis.

Bennet et Brehmer ont donc fait la même révolution en phtisiothérapie. Bien que partant de points de vue différents, tous deux sont arrivés à la même conception du traitement hygiénique de la phtisie; mais tandis qu'avec le premier, cette méthode de cure serait tombée en désuétude par son application dans un endroit de cure ouvert, avec le second elle fut sauvée, grâce au principe de l'établissement fermé.

Et si l'on compare les endroits de cure, Menton et Görbersdorf, on verra que l'un reste maintenant célèbre plutôt à cause de son climat qu'à cause de la doctrine de son fondateur, et que ce que l'on vient y chercher, c'est le spécifique climatique, tandis que l'autre doit sa renommée à l'autorité de son créateur, et non aux qualités climatiques de l'Allemagne du Nord, et ce qu'on vient y chercher, c'est la méthode de cure.

Görbersdorf, en Silésie, est donc le prototype des endroits de cure fermés.

Depuis, bien des installations ont été créées, enfants bâtards de Görbersdorf, qui pourraient risquer de compromettre la méthode ; mais il existe trois établissements principaux où la phtisie est traitée, à quelques différences près, d'après la conception de l'innovateur.

Ces établissement sont :

Falkenstein, dans le Taunus, près de Francfort, dirigé par Deittweiler.

Reiboldsgrün, dans l'Erzegebirge saxon, près de Dresde, dirigé par Driver.

Neu-Schmecks, dans les Carpathes, en Hongrie, dirigé par Szontagh.

Il faut ajouter à ces trois établissements considérables,

dans lesquels ont passé déjà des milliers de phtisiques, la petite maison de santé du Dr Haufe, à Saint-Blazien, dans la Forêt Noire.

Dans ces établissements, la méthode de Brehmer y est donc en vigueur, avec des tempéraments dont quelques-uns constituent, à mon sens, un progrès.

La thérapie y est purement hygiénique.

La thérapie médicamenteuse est reléguée tout à fait au second plan, si tant est qu'elle y soit employée, du moins jusqu'à présent, et on ne l'utilise guère que pour le traitement des complications.

» Le séjour en plein air,

» La gymnastique respiratoire,

» La thérapie diététique,

« L'hydrothérapie, auxquels il faut joindre une surveillance sévère et une sorte d'enseignement pédagogique : tels sont les moyens en honneur dans ces établissements.

Messieurs, je ne me lancerai pas dans la description détaillée de ces maisons de cure ; je n'en ferai pas la critique, je n'établirai pas de comparaison entre elles : tel n'est pas mon but. Cela ne nous servirait à rien ; et d'ailleurs, une visite à ces établissements vous en dira plus que toutes les descriptions. Ce que je veux, c'est étudier la raison de leur succès, et cette raison, je la trouve dans la *méthode.*

Par ce mot méthode, je comprends non seulement la chose en elle-même, mais le genre de la méthode.

Nous n'avons pas de méthode dans le traitement de la phtisie. La climatothérapie est-elle une méthode de traitement? Non. Ce ne sont pas ces changements successifs de climats qui constituent une méthode.

Quant au genre de méthode, j'en reviens aux paroles de Bouchard : « L'hygiène, le meilleur agent curateur que nous ayions, doit primer les autres ».

Oui, mais à une condition, c'est qu'on se serve de l'hygiène systématiquement, méthodiquement, et qu'elle soit élevée à la hauteur d'une thérapie.

Mais si l'hygiène ainsi méthodisée devient une thérapie elle ne peut être livrée telle quelle entre les mains du phtisique; il ne sait pas plus se servir de thérapie hygiénique que de thérapie médicamenteuse. D'où la nécessité d'établissements où cette thérapie hygiénique soit pratiquée et enseignée par des médecins compétents.

Voyons maintenant la valeur comparative de la cure d'air telle qu'elle est comprise en climatothérapie et dans les établissements de phtisiques.

Dans la climatothérapie de la phtisie, on a toujours été et on est encore dominé par la recherche du spécifique. Autrefois c'était l'élévation de la température qui jouait le rôle de modificateur par excellence, à telle enseigne qu'envoyer un malade dans le Midi équivalait à un diagnostic positif. Et on faisait traverser les mers au phtisique pour aller chercher en Algérie, en Égypte, à Madère, cet air spécifique.

Maintenant on fait bon marché des climats chauds et tempérés.

Sée espère que bientôt vont prendre fin ces « divisions byzantines » à propos des climats, et que l'on n'enverra plus le phtisique du pôle à l'équateur.

Jaccoud avoue que « les climats n'ont aucune action curative sur le tubercule ; et il ajoute, en parlant des climats à pression moyenne, c'est-à-dire les stations basses de la Suisse, du Tyrol, de l'Autriche, les stations du Midi de la France, de l'Italie, de la Grèce, de l'Espagne, du Portugal, à quoi il faut ajouter Madère, les Canaries, l'Algérie, le Maroc, l'Egypte, que non seulement cette action est toujours inférieure à celle des altitudes, mais qu'elle est souvent nulle. Bien plus, dit cet auteur, c'est fréquemment un effet directement opposé qui est produit : l'influence est dépressive, débilitante ».

Peter dit que l'on demande à l'air d'un climat comme à sa température ce qu'ils ne peuvent pas nous donner. « L'erreur est de chercher un *air* qui guérisse le tubercule ou le tuberculeux, ou une *température* qui ait ce pouvoir. »

Voici donc les climats chauds et tempérés qui, d'après nos auteurs modernes les plus autorisés, n'ont plus qu'une valeur secondaire de préservation. Mais ce revirement d'opinion s'opère en faveur des climats froids.

On est toujours dominé par la recherche du spécifique dans l'influence du climat, et si maintenant ce n'est plus la chaleur qui est curatrice, c'est la raréfaction de l'air. « L'altitude, dit Jaccoud, a une action tellement modificatrice qu'elle peut être dite curative. » Ainsi le spécifique s'est déplacé, et voici venir le tour des altitudes.

On s'est mis à étudier les effets de la diminution de pression atmosphérique sur l'organisme, et ces recherches ont eu la bonne fortune de contenter presque tous les auteurs :

Ceux qui recherchent dans les procédés mécaniques de l'air comprimé et raréfié, une action locale sur le poumon, les hautes altitudes déterminant l'ampliation de la cage thoracique.

Ceux qui préconisent la diète respiratoire par la diminution de la quantité d'oxygène.

Ceux qui demandent une action générale sur la nutrition : l'influence des hautes altitudes déterminant une stimulation de toutes les fonctions.

Ceux qui veulent l'air aseptique, en se basant sur les recherches de Miquel.

Ceux qui réclament le froid, puisque le climat des altitudes est rigoureux, et même ceux qui réclament la chaleur, puisque le thermomètre à boule dans le vide, y démontre des températures à 30, à 50 degrés centigrades et qu'on s'y promène en vêtements d'été, de 11 heures à 3 heures, dans les jours ensoleillés.

Les statisticiens sont venus ajouter leur appoint à ces données ; les statistiques de la mortalité par phtisie dans les altitudes sont encourageantes.

Jourdanet pendant son séjour à Mexico, ne rencontre que 6 cas de phtisie dans 30,000 visites.

Le Dr Jimenez, médecin de l'hôpital de Mexico, ne voit en 14 ans, que 143 phtisiques sur 11,963 malades.

Le Dr Guilbert indique l'absence de la phtisie chez les indigènes des Cordillières, sans condition d'origine indienne ou européenne.

Dans les montagnes de l'Abyssinie, le Dr Antoine Abadie constate l'absence de phtisie.

Les frères Schlagintweit, dans l'Asie centrale ne rencontrent pas d'affections pulmonaires parmi les Thibétains.

En Suisse, Müller démontre que la phtisie diminue avec l'altitude. A partir de 13 à 1,400 mètres, il n'y a plus qu'un cas de phtisie sur 1,000 habitants.

Le Dr Denison, au dernier Congrès international de Philadelphie, prétend, lui aussi, que les climats froids et secs conviennent mieux aux phtisiques que les climats chauds et humides, principalement dans la phtisie au début. Il considère le séjour des régions élevées comme tellement important qu'à son point de vue, le médecin doit le conseiller, même en cas de doute.

L'agent curateur par excellence est donc maintenant la raréfaction de l'air. Et cela est si vrai, qu'en faisant de Davos sa station de prédilection, Jaccoud est guidé dans le choix de l'endroit, non seulement par sa situation d'altitude, mais par la possibilité qu'a le phtisique fatigué de Davos, d'aller dans les localités de la Haute-Engadine, aussi élevées que Davos, sans qu'il soit soustrait pour cela à l'influence de l'altitude curatrice. Il est vrai que si l'effet curateur de l'altitude manque à tous ses devoirs, le phtisique est renvoyé dans les climats de plaines, et nous retombons ainsi dans la climatothérapie vulgaire de la phtisie avec ses divisions.

Les livres de phtisiothérapie moderne suivant ce mouvement ascensionnel, recommencent leurs divisions climatiques avec la montagne comme ils l'ont fait avec la plaine ; ils les classent par effets peu excitants, modérément excitants, excitants, très excitants, suivant la hauteur.

Ils se bornent à faire la nomenclature des altitudes par rang d'élévation, comme si tout le traitement n'était qu'une question de hauteur, et comme si la résidence du phtisique dans un hôtel de touristes, était l'idéal du traitement. Ils laissent aux conditions climatiques de l'endroit le soin d'opérer seules la guérison ; c'est désormais la seule préoccupation du moment.

Cependant prenons les choses corps à corps, ne nous contentons plus des données sommaires de nos livres classiques, et voyons quelles sont les conditions de la vie dans les stations hivernales d'altitude, Davos, Samaden, St-Moritz.

Quelle est la vie à Davos en hiver ?

C'est la vie d'hôtel. Ce sont les parties de toboging, les courses en traîneaux, le patinage, etc. Ce sont les soirées musicales, théâtrales, dansantes, voire même les bals masqués. Ces soirées se donnent par invitations d'un hôtel à l'autre.

Je sais bien que le malade n'est pas forcé de prendre sa part de ces réjouissances, mais il arrive ceci : ou bien la vue de ce qui est permis aux autres lui fait sentir plus vivement le prix de sa liberté perdue, ou bien il incline peu à peu à vivre de la vie commune et il encourt alors les chances de fatigues, de surmenage, de refroidissement. Je doute que ce soit là le traitement d'un phtisique.

Samaden en hiver, est un endroit de passage pour les commis-voyageurs qui viennent recueillir les commandes des hôteliers pour la saison d'été. En 1881-82, un petit hôtel essaya de se transformer en curhaus pour l'hiver, il n'eut personne et ferma, du moins comme curhaus.

St-Moritz-Culm est un hôtel confortable situé sur le plateau étroit qui forme le sommet des rapides montées de Célérina d'un côté, et de l'autre, de St-Moritz-Bad et de son lac. Sa clientèle est composéee principalement d'Anglais bien portants et robustes qui se livrent à l'exercice du patinage, au sport du toboging, et qui, le soir, font de la musique, dansent et jouent la comédie. Il faut bien le dire, on voit arriver d'un assez mauvais œil, le phtisique qui vient s'égarer dans cet hôtel, et du reste il est bien malheureux le phtisique, qui a besoin de repos !

Je pourrais citer dans le même ordre d'idées, la Maloja, hôtel de la Haute-Engadine qui reste ouvert l'hiver.

Quant à ces endroits de cure ouverts pendant la saison d'été, ils deviennent impossibles pour un malade, car sauf Davos, ils sont situés au confluent de routes incessamment parcourues par les touristes de tous pays.

Messieurs, indiquer le séjour dans les hautes altitudes, c'est-à-dire dans un climat rigoureux, c'est conseiller une méthode d'endurcissement.

Et de fait, les exercices corporels pratiqués dans les conditions particulières de raréfaction et de température d'un climat qui est loin d'être indifférent, constituent une merveilleuse méthode d'endurcissement, elle n'est praticable que pour des individus d'une certaine puissance de réaction.

Cette méthode est-elle appropriée au malade atteint de phtisie en voie d'évolution? Je ne le crois pas. Avec Dettweiler, je ne suis pas de l'avis du traitement par l'endurcissement dans la phtisie en voie d'évolution. Ce traitement, quand il est possible, n'est applicable qu'à la fin de la cure, il n'en est que le complément, et encore doit-il être particulièrement surveillé.

En tous cas, si pour certains phtisiques robustes, on juge possible d'emblée, ce traitement par le séjour dans les hautes altitudes, il faut pousser à la création d'établissements fermés dans ces endroits. Là, soumis à un contrôle médical, les phtisiques y seront guidés, surveillés, soignés; car *jamais* ils ne doivent être laissés livrés à eux-mêmes.

Il est entendu que ce que je comprends par établissements fermés, ce sont des sanatoria et non des hôpitaux dans le genre de l'institution des diaconesses à Davos.

Ce qu'il y a de fâcheux encore, dans le traitement de la phtisie par les altitudes, c'est qu'à cause de ses nombreuses contre-indications dans la phtisie même, il ne peut s'adresser qu'à un nombre restreint de phtisiques.

Je n'ai pas à parler de ces contre-indications ; elles sont connues, et depuis la fièvre qui est entretenue ou exaspérée par des climats excitants, jusqu'aux complications pulmonaires laryngées, intestinales, rénales, etc., le nombre en est grand.

Déjà si, comme le dit Jaccoud, l'énergie de l'action climatique est augmentée en raison de la débilité et de l'impressionnabilité de l'individu, on comprend que la perspective de subir un climat rigoureux doit arrêter bien des malades. Et comme la capacité de réaction du malade est le seul guide du médecin dans le traitement par l'altitude, celui-ci est souvent empêché.

Aussi Dujardin-Beaumetz avoue-t-il que malgré les efforts de Hirtz et de Jaccoud, le traitement de la phtisie par les climats rigoureux compte peu de partisans en France.

Les altitudes ont les défauts de leurs qualités. En thérapeutique hygiénique comme en thérapeutique médicamenteuse plus un agent est actif, et plus il agit d'une façon intensive, plus le nombre de ses indications se restreint, plus il doit être manié discrètement.

Si la désignation d'un climat de plaines est relativement facile, étant donnée leur variété, elle se restreint quand il s'agit de conseiller l'atmosphère maritime.

L'action favorable de l'air marin est recherchée dans les conditions suivantes :

1° Température plus modérée, plus uniforme.

2° Pression barométrique constamment forte (baromètre à 768 millim.) qui maintient un équilibre plus stable dans les fonctions du poumon.

3° Oscillations barométriques, thermométriques, hygrométriques se faisant avec les variations les plus minimes.

Conditions auxquelles il faut ajouter la pureté de l'air.

Sa plus grande oxygénation.

Sa composition spéciale due à la présence du chlorure de sodium.

On a donc conseillé les climats maritimes dans le traitement de la phtisie, sous ces deux formes :

1° Séjour au bord de la mer.

2° Voyages en mer.

Nous avons vu que les climats à pression moyenne, donc les stations de bords de mer, sont condamnés.

Quant aux voyages en mer, les auteurs qui s'en sont occupés, Leroy de Méricourt, Rochard, Fonssagrives, Williams, Maclaren, Weber, Thaon, etc... sont divisés en deux camps qui comptent autant de détracteurs que de partisans.

L'entente ne se fait pas sur ce traitement climatique de la phtisie, parce que là encore on veut rechercher le spécifique dans l'air marin.

Et puis, le voyage en mer n'a qu'un temps limité. Quel phtisique voudra ou pourra jamais s'astreindre à passer des mois et des années sur un bâtiment quelque bien aménagé qu'il soit?

Enfin, il faut en convenir, cette sorte de traitement n'est et ne sera jamais que l'apanage de certaines nationalités.

Depuis la découverte du bacille de Koch, d'une part, et les recherches de Miquel, d'autre part, l'opinion actuellement dominante, opinion qui tend à devenir un axiôme, c'est le séjour du phtisique dans l'air pur. Et l'air pur au point de vue des infectionnistes, c'est celui qui ne contient pas de microbes pathogènes.

Sée dit que « si on réussit à donner la preuve qu'il n'y a qu'une phtisie parasitaire, la climatothérapie doit avoir comme but final d'empêcher le développement du bacille et sa pénétration dans les voies respiratoires, ou s'il y est déjà, de pulluler dans les bronches et de se propager par le sang dans les organes ».

Il fallait bien adapter la climatothérapie à la doctrine infectieuse; et maintenant pour que le climat soit curateur, il le faut aseptique. Toujours la recherche du spécifique.

Cette conception d'un air aseptique dans le traitement de la phtisie, a fait naître l'idée de climats dits d'immunité.

Croire à un air pur, exempt de bacilles pathogènes et de leurs spores, c'est, pour certains auteurs, être convaincu que les individus qui sont nés et vivent dans cet air, ne peuvent devenir tuberculeux, donc, qu'ils jouissent de l'immunité.

On s'est mis à rechercher la cause de cette immunité phtisique et ces recherches ont donné lieu à des controverses qui divisent en deux camps les auteurs qui se sont occupés de cette question. Les uns comme Gauster, veulent la trouver dans certaines conditions telluriques, d'autres comme Brehmer, en font la base d'une méthode de traitement. Mon but n'est pas d'entrer dans la controverse, il faut cependant que je dise un mot des raisons sur lesquelles s'appuie Brehmer pour édifier sa théorie de l'immunité, puisqu'il en fait la condition *sine quâ non* de sa méthode de cure.

Il est rationnel, dit-il, de traiter une maladie chronique dans les conditions qui en empêchent le développement, c'est-à-dire dans un endroit dont les habitants sont exempts de phtisie, parce que les conditions de raréfaction de l'air sont telles, qu'elles maintiennent l'harmonie entre les proportions du cœur et des poumons.

Il cite à ce propos, ces villes des Andes : Puebla, Mexico, Bogota, Chuquisacao, Cochabamba, Potosi qui situées entre 2,300 et 4,000 mètres, avec des agglomérations de 20,000 à 80,000 âmes, sont des villes industrielles, commerçantes, qui ne se distinguent pas précisément par des conditions d'hygiène idéales, et où cependant la phtisie est rare ou absente, surtout parmi les indigènes.

Il en conclut que ces altitudes considérables sont donc capables, par les conditions morphologiques seules qu'elles déterminent dans le corps, de s'opposer, par rapport à la genèse de la phtisie, aux préjudices provenant de conditions hygiéniques et sociales les plus défavorables.

La découverte du bacille de la tuberculose, son ubiquité, n'ont pu ébranler la conviction de Brehmer sur l'immunité phtisique.

Il répond en citant Davos dont la population sédentaire n'offre pas d'augmentation de la mortalité par phtisie, malgré le nombre considérable de phtisiques qui viennent y séjourner en hiver.

Il montre encore avec sa statistique, que le séjour des phtisiques à Görbersdorf n'a jamais porté atteinte au privilège de l'immunité dont jouit la localité, selon lui.

De 1780 à 1854, 30 individus sont morts de phtisie et d'affections pulmonaires à Görbersdorf : soit par an 0,40. De 1854 à 1880, années pendant lesquelles 4,000 phtisiques ont passé par l'établissement, et phtisiques qui ont été en contact avec les habitants, il n'y en a eu parmi ces derniers que 5 en tout qui sont morts de phtisie. Or, comme dans ces 24 dernières années, la population de Görbersdorf a augmenté de 50 0/0, la mortalité par phtisie y a donc encore diminué depuis que les phtisiques fréquentent l'endroit.

Messieurs, de cet exposé il résulte que si les climats chauds tempérés ne sont que des palliatifs, s'ils peuvent même être nuisibles ; si les climats froids d'altitude ne sont l'apanage que d'un petit nombre de phtisiques, à cause de leurs nombreuses contre-indications; si les voyages en mer ne peuvent être utilisés que par l'infime minorité des phtisiques; si les questions d'asepticité de l'air et d'immunité phtisique sont loin d'être résolues et de nous apporter la lumière, il serait temps de voir disparaître définitivement cette idée *« d'agent curateur »* dans un climat quel qu'il soit. Cette erreur est préjudiciable au phtisique qui, victime de la routine et de l'empirisme, est ainsi livré aux hasards d'une cure climatique.

Nous en savons quelque chose, nous qui exerçons sur les bords de la Riviera.

Tous les ans ne voyons-nous pas arriver des phtisiques qui espèrent tirer de nos climats, le bénéfice qu'il n'ont pas trouvé ailleurs ; et cependant la gamme en est grande des climats, de Louqsor à Davos !

Et quand nous les avons chez nous, il faut exercer dans un

endroit de cure ouvert pour savoir ce que vaut le phtisique en liberté ! Que de fois la désobéissance où des imprudences que l'on ne croyait pas telles du reste, n'ont-elles pas été cause de rechutes, de complications, et n'ont-elles pas remis en question, à la fin de la saison, ce qu'on avait acquis avec peine. Ce qu'on incrimine alors, c'est le climat.

Puis, quand la saison d'hiver est finie, qu'il faut absolument quitter la station devenue ville morte et inhabitable pour choisir une station de printemps à laquelle succédera une station d'été, puis une d'automme, l'embarras du malade est souvent cruel : celui du médecin l'est toujours.

Nous avons conscience que toutes ces pérégrinations ne valent rien au phtisique. Jaccoud l'a si bien compris qu'il a fait de l'obligation de la résidence fixe, une méthode de cure.

Certes, il y a des phtisiques qui finissent par guérir ; il y en a bien qui guérissent partout, même chez eux ; mais la plupart d'entre eux sont destinés, de stations en stations, à aller mourir, les plus heureux, chez eux ; les autres, dans un hôtel où on les voit arriver avec terreur.

Que de phtisiques qui sont morts auraient pu être sauvés avec une surveillance sévère ! Tous les médecins d'établissements m'ont exprimé le même regret.

Non, cette vie nomade, ce n'est pas le traitement de la phtisie ; et déplacement pour déplacement, ne serait-il pas plus rationnel que le malade décidé à faire des sacrifices, allât à la recherche d'un traitement méthodique, au lieu d'aller faire un essai de cure climatique ?

S'il n'y a d'agent curateur dans n'importe quel climat ; si comme le disait Dettweiler au congrès de Wiesbaden, l'année dernière : « ce ne sont nullement les qualités spécifiques de l'air auxquelles nous sommes redevables d'un effet favorable dans la phtisie. S'il faut nous défaire de cette idée si belle en elle-même. Si, enfin, la jouissance d'un air pur frais, pas trop chaud, est un moyen curateur capital.... » Ne serait-ce pas là le terrain de conciliation sur lequel pourraient s'entendre tous les phtisiothérapeutes ?

« Mon établissement, ajoutait Dettweiter, n'est pas situé dans un endroit d'immunité. On n'y vient pas pour le climat, mais pour la cure, et j'ai 25 0/0 de guérisons définitives et 27 0/0 de guérisons relatives. La méthode serait depuis longtemps abandonnée, si elle ne donnait pas de résultats... »

Ainsi, au point de vue du traitement de la phtisie par l'air, tandis que nos derniers livres classiques sont toujours à la recherche du spécifique, puisque Jaccoud dit que le climat d'altitude est assez modificateur pour être curateur, et que Sée, sous l'influence de la doctrine infectieuse, prétend que, seul, l'air aseptique est curateur, les directeurs des établissements fermés pour phtisiques (sauf Brehmer) ne réclament simplement que la jouissance de l'air pur.

En effet, du moment, que la phtisie est une maladie infectieuse, le spécifique sera tiré de la matière médicale et non d'un climat.

Les tentatives qui ont été faites dans le but de rendre cet air antiseptique ont échoué, car la respiration d'air chargé d'émanations fluorhydriques ou créosotées, n'ont amené que des améliorations jusqu'à présent. Il en est de même des tentatives faites avec l'air aussi septique que possible, c'est-à-dire avec l'air souillé du bacterium termo.

Il en sera de même en climatothérapie, si on est guidé par la même idée de spécificité dans le choix d'un climat. On a déjà échoué avec les climats chauds et les climats maritimes, et on échouera avec les climats d'altitude, car ce n'est pas un traitement que celui qui présente tellement de contre-indications qu'il ne peut être réservé qu'à l'infime minorité des malades.

Il en sera de même avec l'air aseptique quel qu'il soit : dans les altitudes, au milieu des mers, dans le désert ; parce que du moment que deux individus vivront en contact, si l'un est phtisique et l'autre prédisposé, le premier contagionnera le second, à quelque degré de longitude, de latitude ou d'altitude qu'ils se trouvent.

Il y a un grand point sur lequel on est d'accord, c'est qu'il faut de l'air pur et beaucoup, au phtisique.

Si tout le monde se trouve d'accord sur ce point, et c'est un point acquis désormais, il faut, pour que le phtisique arrive à la jouissance complète de cet air pur, c'est-à-dire pour qu'il en bénéficie pendant toute la durée du jour médical, il faut, dis-je, la direction et la surveillance de médecins expérimentés d'une part, et d'autre part, des installations qui soient appropriées au but que l'on veut atteindre.

Quelles sont les dispositions que doit avoir un établissement de phtisiques pour la cure d'air? Quelle est cette cure d'air? Comment faut-il la comprendre? Permettez-moi, Messieurs, de vous en donner un aperçu.

La meilleure manière d'habituer le malade à l'air, dit Dettweiler, et il ne faut pas oublier que c'est un ancien phtisique qui parle et qui s'est guéri par cette méthode, c'est de le faire rester étendu à l'air. C'est très possible s'il est convenablement vêtu.

Au bout de peu de temps, l'habitude est prise et le malade ne désire même plus être à la maison. Le bien-être augmente, la digestion et le sommeil deviennent meilleurs, la fièvre diminue, la respiration se fait de jour en jour plus facilement, et ce qu'il y a de curieux, c'est que l'envie de tousser est énormément diminuée.

Les malades faibles et fébricitants doivent rester couchés à l'air aussi longtemps que possible, jusqu'à ce que les forces se soient relevées, et que la fièvre ait disparu. Les malades plus robustes doivent, dans l'intervalle de leurs promenades, faire des pauses, commodément étendus.

Quant aux grands fiévreux, leur place est dans le lit, mais ce lit, au lieu de se trouver dans la chambre, doit être poussé sur un balcon, en plein air.

Dans cette méthode de cure on prête autant d'attention à l'état du cœur qu'au poumon.

Il ne faut pas oublier qu'on a affaire à un cœur faible, que sa force s'épuise vite, et que toute fatigue du cœur est un poison pour lui, dit Brehmer.

Aussi dans le traitement de la gymnastique respiratoire par les ascensions, fait-on la plus grande attention au surmenage du cœur; c'est lui et non le poumon, qui doit donner la note, le moment, l'opportunité.... Il faut donc faire l'éducation du malade à propos des montées, car il faut faire attention à l'accélération des battements du cœur, à la fréquence des respirations. Il faut qu'il soit convenablement vêtu; il faut éviter la transpiration, pendant la marche et le refroidissement pendant le repos. L'indication des repos a son importance. C'est alors que l'usage d'une petite dose d'alcool permet de supporter la perte de chaleur que détermine la station, et ces doses doivent être individualisées. Une des recommandations les plus urgentes est de désapprendre à transpirer. Si un malade a su, pendant un temps assez long, se tenir la peau sèche, celle-ci perd sa disposition excessive à la sécrétion sudorale.

L'exercice doit donc être approprié à l'état journalier des forces, de manière à fortifier petit à petit le cœur par l'exercice, en évitant la fatigue.

Il faut que le phtisique se couche le soir sans s'être aperçu qu'il a marché. Il faut qu'il fasse le contraire de l'homme bien portant. Celui-ci se repose quand il est fatigué, le phtisique doit se reposer avant qu'il ne soit fatigué.

Les promenades doivent donc être adaptées à ses forces. Il faut des chemins à pentes différentes pour la gymnastique respiratoire.

Il faut que le malade ait la possibilité de se reposer souvent, à chaque instant, d'où une énorme quantité de bancs qui lui rappelle l'ordre de se reposer.

Il ne faut pas que les chemins aillent en descendant à partir de l'établissement, parce que si le malade va trop loin, il déploie trop de forces pour le retour, et il s'épuise. Il ne faut pas oublier que le phtisique est toujours disposé à dépasser ses forces.

Il faut un juste partage d'ombre et de soleil. Il faut permettre l'insolation dans le voisinage immédiat des habitations, afin que les anémiés et les fiévreux, auxquels les grandes promenades sont interdites, puissent stationner au grand air. Il faut des chemins ombreux réunis aux chemins découverts et même partant de l'établissement, afin que ceux qui sont exposés aux hémoptysies puissent éviter les rayons d'un soleil trop chaud. Des allées doivent être construites de manière à devenir rapidement sèches après la pluie.

Au bord des chemins doivent s'élever des pavillons ouverts et couverts, chauffés en hiver. De la sorte, les malades peuvent se promener par tous les temps, en toute saison.

L'établissement doit être au centre d'un vaste parc aménagé comme on vient de le dire, afin d'éviter la promiscuité des malades, le voisinage de maisons, de fabriques, d'ateliers, etc. Le parc doit confiner à des forêts, et si elles font partie des domaines de l'État, il faut qu'un compromis avec celui-ci empêche les coupes de bois et permette la construction de kiosques, de refuges, la pose de bancs, la création de promenades, de sentiers.

Il faut qu'il soit éloigné de tout grand centre qui pourrait être un sujet d'attraction pour le malade, et de grandes routes nationales poussiéreuses.

Enfin j'ajouterai que l'établissement doit être situé à un degré d'élévation qui exclue les contre-indications des hautes altitudes.

Toutes ces exigences résultent de la nature de la maladie. Görbersdorf est naturellement le modèle du genre. Brehmer a mis trente ans à faire son admirable parc.

Brehmer, auquel j'emprunte une partie de ces détails, n'admet pas les halls dans l'intérieur desquels la jouissance de l'air est amoindrie. Aussi à Görbersdorf, n'y a-t-il pas de halls ouverts.

Dettweiler qui est le promoteur de la cure de repos prolongé en plein air préconise au contraire ces installations. Il trouve qu'il n'y a pas assez de halls couverts et ouverts, de chaises longues portatives, de hamacs, etc., dans les endroits, de cure.

A Falkenstein, dans un hall vitré, ouvert, donnant de plain-pied sur le jardin, sont installés un certain nombre de chaises longues en bambou, légèrement capitonnées, sur lesquelles les malades peuvent passer toute la journée à l'exception des heures de repas et de promenades.

Dans la bonne saison, cette installation ne présente pas de difficultés, mais on l'a rendue possible pendant la mauvaise. Nous sommes devenus hardis pendant les hivers 1881, 1882, 1883, dit Dettweiler, de sorte que tous les malades sauf ceux qui sont confinés à la chambre par quelque incident intercurrent, vivent presque toujours en plein air par tous les temps, même avec des brouillards épais, des bourrasques de neige et avec un froid de 10 à 12 degrés au-dessous de zéro.

Les statistiques de l'année 1882 ont montré à propos de cette thérapie par l'air prolongé, des résultats étonnants, indépendants du soleil et du beau temps. Ces statistiques reposaient sur le nombre des visites faites à la chambre par suite d'incidents réclamant l'intervention du médecin.

On a pu constater alors, une indépendance marquée entre ces visites et ce qu'on appelle le beau ou le mauvais temps. Il n'y a jamais eu de corrélation constante. « Parfois c'est avec de beaux temps durant des semaines, que nous avions le plus de visites à faire à la chambre, et c'est avec le mauvais temps que nous en avions le moins. »

C'est ainsi que les malades ont atteint jusqu'à un jour médical de 11 heures en hiver. Ils sont peu nombreux, naturellement : environ 6 0/0.

8 0/0	ont atteint	au-dessus de	9	heures chaque	jour ;
8 0/0	—	—	8	—	
18 0/0	—	—	7	—	
18 0/0	—	—	6	—	
12 0/0	—	—	5	—	etc.

Les autres sont restés au-dessous de ce minimum, retenus à la maison à cause du degré avancé de la maladie.

Dettweiler n'a trouvé, jusqu'à présent, que très peu de malades qui n'aient pas été en état de supporter ce traitement. Ce sont les anémiques à un haut degré, ce sont les malades atteints de certaines formes à fièvre continue, qui même avec des températures élevées, ont des horripilations sous les influences de froid les plus insignifiantes.

Cinq à six heures, telle est donc la moyenne du séjour en plein air, en hiver, pour la plupart des malades faibles et fébricitants légers qui, à cause de la gelée, ne peuvent commencer que l'après-midi.

La cure d'air finit donc tard dans la soirée. Derrière ces chaises longues, rangées le long des murs du hall, il y a des becs de gaz qui permettent de lire, de se livrer à des jeux entre voisins de lit ; et de la sorte, le jour médical, en hiver, ne finit souvent que vers 10 heures du soir. Alors on va chercher le sommeil dans des chambres fraîches, aérées à fond.

En 1883, les fêtes de Noël et du nouvel an étaient célébrées en plein air, sous une tente ouverte, autour d'une table sur laquelle fumait le punch national, « le Bowle ». La tente était entourée de sapins plantés dans la neige amoncelée, et la plus grande partie des malades y assista, cela sans aucun dommage.

C'est un bel exemple de tolérance de la part des malades ; et on n'est plus étonné quand Dettweiler s'écrie : « On ne sait pas jusqu'où peut aller la tolérance des malades ! Avec une conduite judicieuse, on peut tout oser ».

Ainsi dans cette cure d'air, les indications du repos *absolu* au grand air, la réglementation des promenades, leur longueur, leur durée, l'opportunité des ascensions, la recommandation des repos, les doses d'alcool et encore leur opportunité, le choix des vêtements, constituent une sorte d'*éducation* du phtisique qui ne peut être entreprise que sous la surveillance de médecins compétents, en possession des moyens appropriés à cette cure spéciale.

Quant aux locaux, ils doivent être spacieux, bien ventilés, chauffés à des températures régulières. Les salles à manger doivent être vastes de manière à éviter les congestions au moment des repas. Il faut des jardins d'hiver, des chambres à coucher sans tentures, sans tapis, sans rien de ce qui accroche où retient la poussière. Jamais deux lits dans la même chambre, le lit facile à déplacer. Deux sonnettes, l'une pour le service, une autre de secours. Doubles fenêtres à vasistas supérieur, pouvant s'ouvrir nuit et jour. Des balcons. Ces chambres doivent être lavées une fois au moins par semaine.

Mais la cure d'air dans le traitement de la phtisie, n'est qu'une partie du problème.

Une des grandes difficultés du traitement est de faire manger le phtisique. Au moins sur ce point tout le monde est d'accord : *le phtisique ne mange jamais trop.*

Pourquoi ne mange-t-il pas ?

Comment le faire manger ?

Ce sont deux questions que je veux rapidement examiner, sans passer en revue les différentes théories physiologiques dont la prétention est de soumettre le phtisique à tel ou tel genre d'alimentation dans un but thérapeutique. A ce point de vue, je me rallie au précepte le plus généralement admis qui veut que l'alimentation soit animalisée et riche en graisse, tout en étant variée.

Il y a une foule d'obstacles à l'alimentation du phtisique :

Il y a, avant tout, cette particularité que le phtisique, dès son enfance, selon Brehmer, a été toujours un petit mangeur; souvent il a hérité cette disposition de ses parents.

Il y a, ensuite, cette inappétence qui résulte de ce que la sensation de la faim diminue presqu'en raison directe de l'inanition.

Cette inappétence, c'est la bête noire du médecin, dit Dettweiler, dans le traitement de la phtisie.

Brehmer prétend qu'elle cède déjà par le seul fait de la transplantation dans l'endroit d'immunité.

Dettweiler, dont l'établissement n'est pas situé dans un endroit d'immunité, déclare cependant que l'alimentation de ses malades lui donne peu de mal.

Dans une année, il n'en trouve que 14 0/0 qui n'ont pas augmenté de poids, et sur ce nombre, 9 0/0 avaient des troubles digestifs notoires. Leur alimentation présentait les plus grandes difficultés. Dans les 86 0/0 qui restent, l'augmentation de poids pendant une durée de cure de 75 à 80 jours, fut de 3 à 4 kil. par personne.

Bien des causes s'opposent encore à l'alimentation, ce sont les complications de tout genre depuis la fièvre jusqu'aux troubles des voies digestives.

C'est surtout pendant les mauvaises phases qu'il faut avoir l'art de faire manger le phtisique. Brehmer a vu des malades engraisser par l'usage exclusif du lait, dans l'anorexie suite d'hémoptysie.

Le principe général est de convaincre le phtisique qu'il doit manger à toute force. Il faut donc s'ingénier, user d'artifices, tourner les difficultés.

Pour en donner une idée, je rapporterai ce que fait Dettweiler quand l'appétit commence à diminuer. Ce sont les bouillies, les laitages au riz, à la semoule, au tapioca, les potages à la reine, des soupes dans lesquelles la viande est complètement réduite en pulpe, les ragoûts, les hachis, les gelées au gluten, les cervelles de veau, les huîtres, les crèmes au vin, la crème américaine, etc...

Si l'appétit continue de diminuer, il s'adresse au lait. Il faut en augmenter immédiatement la quantité. Le lait, cependant, doit être pris lentement par petites gorgées, parce qu'en le prenant rapidement, on le digère difficilement. Si malgré toutes ces précautions le lait n'est pas supporté, on réussit en le coupant, soit avec un 1/5 d'eau de chaux, soit avec quelques petites cuillerées de cognac, soit avec 1/4 de café et de thé froids. S'il y a de la tendance à la diarrhée, on peut le couper encore avec 1/4 ou 1/2 de café de glands doux, de la crème d'orge, du sel même, ou des vins doux, du Marsala.

Tout ceci fait une grande échelle que l'on peut varier. Dans les cas opiniâtres, on commence par les plus petites doses, en essayant continuellement de les augmenter.

On peut aussi employer utilement le lait de chèvre ou d'ânesse.

Si le lait n'est supporté ni cru, ni bouilli, alors on essaie du lait caillé. On peut rendre le lait plus gras par l'addition de quelques cuillerées à café de crème. Il y a encore le koumys, le képhir.

Tout dépend de la manière dont se fait l'assimilation, et du temps qu'elle met à se faire. Il faut changer, suspendre, augmenter de nouveau peu à peu, il ne faut pas se décourager, et ne pas immédiatement céder au malade s'il résiste.

Dans les circonstances ordinaires, on ne doit pas regarder le lait comme aliment principal. C'est le sou d'épargne qui doit être ajouté pour ainsi dire clandestinement.

« On a aussi à combattre bien des préjugés, dit Jaccoud, et il faut les combattre avec patience. Pour n'en citer qu'un, par exemple, l'alcool qui est un aliment et un médicament de premier ordre. Les phtisiques lui attribuent une action échauffante, selon eux il augmente l'irritation de la poitrine, détermine l'agitation qui amène l'insomnie. Tantôt ce sont des objections tirées du défaut d'habitude, tantôt il fait tousser. Il ne faut pas se laisser arrêter par ces obstacles. Ces incommodités, il faut *apprendre* aux phtisiques à les combattre. »

Le principe des repas petits, substantiels, multipliés qui est en vigueur dans la thérapie diététique de tous les établissements, est de tâcher d'augmenter la capacité digestive d'une manière continue, progressive.

Il ne faut pas oublier, ainsi que l'affirme Bouchard, que 75 à 80 0/0 des phtisiques sont atteints de dilatation de l'estomac, et que cette classe de malades réclame un régime particulier dans le choix et l'horaire des repas.

Le but de la diététique est, non seulement l'alimentation, mais la suralimentation du phtisique.

Il faut y arriver à tout prix par la persuasion, l'ingéniosité, voire même par les moyens héroïques : le gavage qui, ainsi que Debove l'a démontré, pour n'être employé que pendant un certain temps, n'en rend pas moins d'éminents services, le cas échant.

Enfin, dans toute maladie chronique, comme l'a dit Bennet, on peut faire infiniment plus en découvrant des erreurs de régime, et en s'y opposant, qu'en cherchant à y remédier avec des médicaments. En étudiant l'individu, on trouve souvent quelque erreur commise journellement soit dans la quantité et la qualité des aliments ou des boissons, soit dans l'horaire des repas.

En résumé, dans la thérapie hygiénique de la phtisie, l'alimentation est un des principaux moyens de traitement. C'est un point tellement capital qu'on en a fait un élément de pronostic.

Le but de la thérapie diététique est non pas de faire des théories alimentaires, mais de s'opposer aux erreurs de régime possibles, d'écarter les causes qui peuvent déterminer ou entretenir l'inappétence, de réagir contre les préjugés, d'arriver enfin par des moyens spéciaux à suralimenter le phtisique.

C'est donc un art, une affaire de soins constants, de surveillance ; c'est aussi une question d'éducation.

Cela ne peut se faire qu'à l'établissement, pas plus chez soi que dans les endroits de cure ouverts.

On comprendra que je n'insiste pas sur la question de l'hydrothérapie dans le traitement de la phtisie. Son opportunité est généralement reconnue, ainsi qu'il résulte des travaux de Winternitz, de Brehmer, de Dettweiler, de Sorgius, de Sokolowski, de Szontagh, de Driver, de Spengler, Jaccoud, Peter, etc...

Elle est le complément de la cure d'endurcissement.

De la statistique des différents établissements, il résulte

qu'un tiers environ des phtisiques arrivés à une période de la maladie, est douché.

On conçoit que si jamais traitement dans ces cas difficiles a réclamé la compétence, l'expérience et la surveillance, c'est bien celui-là.

Là encore le médecin d'établissement peut seul rendre de réels services.

Parmi les bénéfices qui résultent du séjour à l'établissement, il faut encore compter la surveillance et l'éducation psychique du malade.

La surveillance a un double but :

1° Non seulement il y a à contrôler l'exécution d'un traitement spécial et délicat, mais il y a encore à soigner les complications qui, comme certaines d'entre elles, les hémorrhagies, les refroidissements, etc..., peuvent enlever rapidement le phtisique.

Rien que la fièvre à elle seule, la fièvre dont la marche est si fantasque, et qui, souvent, est entretenue par des erreurs d'hygiène, réclame une attention particulière.

2° Il faut empêcher tout ce qui est préjudiciable au phtisique. Sous aucun prétexte, le phtisique ne doit être livré à lui-même. Il ne lui est pas permis de vivre à sa guise, ses fantaisies peuvent lui coûter trop cher. Il ne doit pas être en possession de sa liberté pleine et entière. Il faut qu'il soit soumis au contraire à une surveillance incessante. Or dans les endroits de cure ouverts, les liens entre le médecin et le malade sont trop relâchés.

Il faut redouter pour lui les causes en apparence insignifiantes qui peuvent entretenir la fièvre, déterminer le surmenage du cœur, les refroidissements, etc.

Quelquefois des promenades trop longues entretiennent un léger mouvement fébrile, lequel entretient l'inappétence. Le repos étendu à l'air, fait cesser l'un et l'autre.

Le rôle du médecin d'établissement, dit Dettweiler, est d'être chien de berger.

Pour faire l'éducation psychique du phtisique, il faut connaître son caractère. En général, il est léger, insouciant, peu persévérant et comme à l'établissement on ne commence à ressentir quelque modification, qu'au bout de 1 à 2 mois, il faut empêcher le malade de désespérer. Une de ses particularités, c'est la fausse interprétation de son état de santé.

Extrême en tout, il est trop pessimiste à la suite d'une complication, il faut l'empêcher de se décourager ; trop optimiste dans l'amélioration, il faut l'empêcher de commettre des imprudences. Toujours prêt à dépasser ses forces, il faut l'habituer à les mesurer lui-même. Le phtisique peut beaucoup pour lui : il faut qu'il le sache.

Il faut que le sentiment qui domine chez lui soit qu'il est malade, et qu'il récupérera difficilement, quelquefois jamais entièrement, ce qu'il a perdu.

A un moment donné quand il sortira de l'établissement, et qu'il lui faudra devenir son propre guide, sa vie dépendra de la fermeté de son caractère, de sa conduite. On dirait que cette sentence : « L'homme meurt de son caractère » a été faite pour lui.

Et s'il faut qu'il devienne son propre guide, il faut donc lui faire son éducation. Ces conseils, le malade les acceptera surtout d'un homme autorisé.

Le médecin qui aura acquis l'expérience au contact de milliers de phtisiques (car l'établissement est aussi une merveilleuse école d'enseignement pour le médecin), le médecin, dis-je, qui se sera ainsi spécialisé, aura l'oreille du phtisique.

Cette pédagogie qui est l'œuvre de Dettweiler est justement considérée par lui, comme peut-être la partie la plus importante du traitement, quelque étrange que cela puisse paraître.

Cette éducation, ce n'est que l'intimité journalière dans laquelle vivent le médecin et le malade qui peut la donner : donc l'établissement.

J'ai vu des malades et des médecins, anciens phtisiques sortis des établissements ; tous se portaient bien parce qu'ils avaient appris à se conduire. Ils avaient la notion juste de leur état et ils menaient un genre de vie qui y était adapté.

Enfin un des bons côtés de l'établissement c'est que le phtisique débarrassé de tout souci matériel, n'a plus qu'à être un instrument docile entre les mains du médecin. Il faut qu'il fasse abdication de sa volonté. Il n'a qu'à s'occuper de sa santé. Il peut rester à l'établissement tout le temps nécessaire à sa cure et n'est pas forcé, au moment où il commençait à s'améliorer, de se déplacer, comme dans les stations hivernales ou estivales, parce que la saison se termine.

Cette tranquillité, ce repos, ce calme, cette quiétude sont tellement nécessaires, que des individus avec vastes cavernes qui vivent à l'établissement et qui veulent s'absenter quelques jours seulement pour affaires, sont sûrs de n'y pas revenir : ils meurent au loin. C'est bien connu dans les établissements.

Cette discipline de l'établissement, cette régularité de la vie est saine ; elle est nécessaire pour la cure.

Dans cette question des établissements, une critique peut m'être faite.

Et la contagion ? Mais cette question tombe d'elle-même par le fait que ne réservant l'établissement que pour la phtisie en voie d'évolution, les malades tous phtisiques, n'ont plus la crainte de s'infecter réciproquement.

En effet, Messieurs, quand, au début, je me suis occupé de la question des climats, je n'ai jamais entendu nier l'opportunité des différents climats, l'efficacité de l'atmosphère maritime, l'influence des altitudes ; ce que j'ai voulu, c'est mettre *au point* la valeur de ces moyens.

Ce que je voudrais, c'est que faisant deux classes d'individus :

1° Les suspects, les prédisposés, les convalescents d'une part ;

2° Les phtisiques en voie d'évolution, d'autre part ;
on réservât l'influence des différents climats à la première catégorie, et l'établissement à la seconde.

Vouloir faire d'un climat un spécifique, c'est lui enlever sa valeur.

Dire au phtisique en voie d'évolution : « Allez là et laissez faire, » ce n'est pas un traitement.

1° Qu'on réserve les endroits de cure ouverts, aux héréditaires, aux prédisposés, aux suspects, aux scrofuleux, à certains bronchitiques, etc., c'est-à-dire à ceux qui n'ont pas besoin d'une surveillance rigoureuse, d'un traitement méthodique.

Qu'on les réserve encore pour convalescents de phtisie qui ne présentent plus de bacilles dans l'expectoration, qui n'ont plus à l'auscultation que les résidus inévitables de grands désordres ; ceux-là, pendant longtemps encore, auront besoin de ménagements, mais non pas de traitement méthodique puisqu'ils ne sont plus malades.

Ainsi, on fera de la thérapeutique préservatrice et conservatrice, et les climats reprendront toute la valeur de leurs divisions.

2° Qu'on envoie le phtisique en voie d'évolution dans l'établissement fermé, c'est-à-dire *qu'on le soigne puisqu'il est en pleine maladie,* et cela à l'aide du traitement rationnel, méthodique, proclamé le meilleur, l'hygiène ! On fera ainsi la thérapeutique qui a le plus de chances d'être curative.

La thérapie hygiénique n'a d'autre prétention que de mettre l'organisme infecté en état de défense, de lui permettre de lutter, de guérir à l'aide de moyens qui n'ont rien de spécifique. Je me trouve donc en désaccord avec les auteurs qui recherchent l'agent curateur dans l'influence d'un climat. Et quand Jaccoud donne les altitudes de Davos, Samaden, Saint-Moritz comme curatrices, tandis que Görbersdorf, Falkenstein, Aussée n'en sont plus que les témoins, je me trouve en opposition formelle avec lui, trouvant au contraire que c'est dans ces endroits de cure auxquels il n'ajoute qu'une valeur secondaire, que le phtisique en voie d'évolution doit chercher un traitement méthodique rationnel, pour qu'après la guérison il aille, convalescent, dans les endroits de cure ouverts, d'altitudes ou autres, suivant l'indication.

L'établissement, c'est l'art de guérir méthodiquement, systématiquement, rationnellement.

Aller dans un endroit de cure ouvert, c'est se guérir *au petit bonheur*, passez-moi l'expression.

Si le traitement de la phtisie est une question d'éducation physique et morale, il faut aller trouver les hommes compétents qui ont entre les mains les moyens de traitement nécessaires.

L'établissement sait ce qu'il veut. Il est net, précis dans ses indications. Le médecin qui y envoie son malade sait ce qu'il fait ; quand il l'envoie dans une station quelconque, il fait un essai.

Avant tout le médecin doit la vérité au phtisique. Il n'a qu'à la lui donner avec ménagement. Mais comme tout cas de phtisie au début est un cas grave, qu'il faut l'envisager comme tel, car aucun médecin ne connaît quelle sera sa marche, il ne faut pas perdre un temps précieux, sous prétexte de ne pas effrayer le malade.

Il faut lui dire que sa plus grande chance de guérison est dans un traitement rationnel *immédiat.*

Or, si la thérapie hygiénique est *le meilleur moyen curateur que nous ayons, s'il doit primer tous les autres*, ce n'est que dans l'établissement fermé que cette thérapie peut être suivie.

Il serait à désirer que cette idée fît son chemin dans le monde médical, afin que le malade qui va là où l'envoie le médecin, le médecin envoyât le malade là où il a le plus de chances de guérison.

Voici trois années que je passe mes étés à visiter ces établissements, j'ai séjourné assez longtemps dans certains d'entre eux, et j'en suis revenu avec la conviction qu'ils rendent des services tels que s'il y a des maladies d'établissements, la pthisie est bien une de celles-là. C'est une maladie complexe, une maladie à part; elle réclame un traitement à part. Il ne s'agit pas de courir à la recherche de tel ou tel climat, ce qu'il faut au phtisique, c'est le repos dans une *maison d'éducation* où il subira un traitement méthodique, physique et psychique.

Quand l'antiseptique de la tuberculose sera trouvé, ce qui n'est peut-être pas loin, le traitement hygiénique et moral n'en conservera pas moins sa valeur ; il restera obligatoire.

Il faut donc faire des vœux pour que, dans chaque pays, des établissements semblables à ceux qui ont fait leurs preuves en Allemagne, soient créés. En prenant ce qu'il y a de particulièrement bon dans chacun d'eux, en utilisant les derniers perfectionnements de l'hygiène, en ayant à la tête de ces établissements des médecins convaincus de la grandeur de leur tâche (ce qui est très important, car tant vaut le médecin, tant vaut l'établissement), un grand progrès sera réalisé dans le traitement de la phtisie.

Il serait à souhaiter que les États créassent dans des sites choisis, de grands baraquements pour les phtisiques pauvres, dans lesquels cette méthode de cure par l'hygiène serait en vigueur. On le fait bien pour les scrofuleux. On conseillerait ensuite aux phtisiques guéris les travaux aux champs, et on leur déconseillerait le séjour des villes.

IMPRIMERIE LEMALE ET Cie, HAVRE.

IMPRIMERIE LEMALE ET Cie, HAVRE

www.ingramcontent.com/pod-product-compliance
Ingram Content Group UK Ltd.
Pitfield, Milton Keynes, MK11 3LW, UK
UKHW020419220726
13923UKWH00005B/2038

9 782019 258849